Tabata

DAS 4-Minuten HIIT Training für schnelle Fettverbrennung & effektiven Muskelaufbau

Inhaltsverzeichnis

Inhaltsverzeichnis..6

Was ist Tabata? 12

Die Wissenschaft von Tabata.................................14

Mit Tabata fit werden..17

Gesundheitliche Vorteile des Intervalltrainings.......20

So sieht ein Tabata-Protokoll aus 23

Ist Tabata etwas für mich? 26

Häufig gestellte Fragen..28

Gestaltung deines Tabata-Trainings.......................34

Dauer und Häufigkeit bestimmen 36

Wichtige Tipps..37

Workout Beispiele...40

Schlusswort..56

Glossar 58

Impressum...61

Das wichtigste Gut heutzutage ist Zeit, doch viel zu oft sagen wir: "Ich habe keine Zeit." Besitzen wir also das Wichtigste im Leben überhaupt nicht? Vor allem wenn es um Sport geht, hört oder sagt man diese Aussage sehr häufig. Wem soll man es auch verübeln? Nach einem Tag im Büro möchten die meisten erstmal die Füße hochlegen und sich etwas erholen. Und Arbeit muss ja schließlich sein.

Gleichzeitig streben wir aber auch danach, gesund und fit zu sein. Das Allheilmittel dafür ist aber Sport. Und Sport braucht Zeit. Oder etwa nicht? Es gibt eine Trainingsmethode, für die es äußerst wenig Zeit benötigt. Man könnte sagen: die perfekte Trainingsmethode für unsere heutige Zeit. Das Zauberwort, oder vielmehr der nichtssagende Name dieser Trainingsform, lautet Tabata.

In diesem Buch gehe ich näher auf die weitreichenden und vielseitigen Vorteile dieser Art von Training ein. Unabhängig davon, ob Du schon mal nach Tabata trainiert hast, oder ob du Sportanfänger bist, dieses Buch gibt zahlreiche Tipps, Ideen und Informationen rund um das Thema:

- Woher stammt das Training und was bringt es?
- Wie oft und wie lange muss ich trainieren?

- Was benötige ich für Tabata Training?
- Wie ist eine Trainingseinheit aufgebaut?
- Geeignete Übungen und Beispiele für Anfänger bis Profi-Sportler.
- Und viele weitere nützliche Informationen...

Wenn Du nach einer Trainingsmethode suchst, um mit wenig Zeit, maximale Verbesserungen in Ausdauer, Kraft und Flexibilität zu erzielen, lies dieses Buch.

Vorweg einmal

Sport ist wichtig. Egal, ob wir abnehmen möchten, unser Herz gesund halten wollen oder einfach nur nach einer guten Figur streben, wir kommen ohne Sport nicht weit. Wir können es zwar mit Nahrungsergänzungsmitteln oder einer gut durchdachten Diät versuchen, aber beide sind bei Weitem nicht effizient genug, wenn sie nicht von Sport unterstützt werden.

Sport und Ernährung sind wichtige Elemente der Gleichung für Gesundheit. Doch ein wichtiges und entscheidendes Element fehlt noch: Zeit. Gerade die Menschen, die Sport am nötigsten haben, sind diejenigen, welche meistens beruflich viel zu beschäftigt sind, um etwas Bewegung in ihrer Freizeit einzuplanen. Oft sind wir zu gestresst und haben nicht genug Willenskraft dafür. Trotzdem ist uns meist bewusst, wie nötig wir Sport haben.

Ein Monats- oder Jahresabo im Fitnessstudio abschließen, Termine mit dem persönlichen Trainer vereinbaren, sich Fitnessziele setzen, die unmöglich zu erreichen scheinen- all dies vorausgesetzt, das Fitnessstudio ist auf dem Heimweg und nicht eine halbe Stunde Autofahrt entfernt. Alles in allem können diese Faktoren mehr Stress bringen, statt ihn zu beseitigen.

Für manche ist der Gedanke an das Fitnessstudio also ein zusätzlicher Punkt auf der Stressliste. Für andere lassen sich regelmäßige Besuche im Fitnessstudio sehr gut in den Tagesablauf einbinden und es bringt ihnen sogar Spaß. Niemand sagt, Fitnessstudios seien etwas Schlechtes, im Gegenteil, nur können sie für manche ein Problem darstellen.

Tabata ist eine effektive Zeitinvestition für deine Gesundheit. Ob im Fitnessstudio oder daheim, Tabata ist für beides perfekt geeignet. Dieses Buch ist beiden Bereichen gewidmet und beweist, dass du sowohl im Fitnessstudio als auch zu Hause in vier Minuten mehr schaffen kannst, als du denkst.

Was ist Tabata?

Tabata-Training ist eine spezielle Form des Intervalltrainings und wurde in den neunziger Jahren vom Japaner Dr. Izumi Tabata entwickelt. Ein Intervalltraining oder High-Intensity Intervall Training (HIIT) ist eine Strategie, um die kardiovaskuläre Leistung zu erhöhen. Dabei wird zwischen kurzen Zeitspannen intensiver Vollbelastung und geringer Übungsleistung gewechselt. Diese Zeitspannen variieren je nach Sportart, Zielsetzung und persönlicher Kapazität, wobei generell eine 2:1 Variable eingesetzt wird. Das heißt, wenn eine intensive Belastung 40 Sekunden andauert, so ist die Entspannungsphase 20 Sekunden. Gleichermaßen kann man zwischen 20-30 Sekunden Sprinten und 10-15 Sekunden Joggen alternieren. Wie gesagt können je nach persönlichem Fortschritt andere Intervalle eingesetzt werden.

Tabata ist zwar eine Form von HIIT, unterscheidet sich jedoch durch einen wichtigen Punkt. Tabata-Training definiert sich durch ein festes Zeitintervall, nämlich 20 Sekunden Höchstleistung und 10 Sekunden Pause, jeweils achtmal wiederholt. Eine Tabata-Einheit dauert daher 4 Minuten und kann bis zu fünfmal nacheinander wiederholt werden, also insgesamt 20 Minuten. Eine Variation dieser Zeiteinheiten ist bei Tabata nicht vorgesehen.

Warum besteht das Tabata-Training auf solch einer strikten Zeiteinteilung? Weil Dr. Izumi Tabata die Effizienz dieses Zeitintervalls im Labor getestet hat. Im folgenden Abschnitt gehen wir der Wissenschaft des vierminütigen Workouts nach.

Die Wissenschaft von Tabata

Alles begann mit dem olympischen Eisschnelllauf-Team Japans. Die Sportler hatten eine Zeitlang anhand von 20 zu 10-sekundenlangen Intervallen trainiert und wollten die Effizienz dieses Schemas wissenschaftlich testen lassen. Deshalb suchten sie die Hilfe von Dr. Izumi Tabata auf, dem in Japan hoch angesehenen Arzt, Wissenschaftler für Ernährung und Umweltgesundheit, der zugleich auch Gesundheitsberater für die japanische Regierung war. Dr. Izumi Tabata sah sich das Intervall der olympischen Sportler an, viele Tests im Labor durchgeführt und kam auf erstaunliche Ergebnisse.

Das Tabata-Protokoll basiert auf Ergebnisse folgender Studie: über einen Zeitraum von sechs Wochen ließ Dr. Tabata die Sportler jeweils fünfmal pro Woche trainieren. Durchgeführt wurde das Training auf einem Fahrradergometer. Während eine Gruppe eine Stunde pro Trainingstag mit moderater Intensität (70% der VO2max) trainierte, absolvierten die Probanden der anderen Gruppe das Training nach dem Tabata-Protokoll. Dieses sah zwanzig Sekunden maximale Belastung, gefolgt von zehn Sekunden Pause vor (170% der VO2max). Dieser Zyklus wurde insgesamt achtmal wiederholt, sodass eine Trainingseinheit insgesamt nur vier Minuten dauerte.

Im Vergleich hat die erste Gruppe während der sechswöchigen Studienphase insgesamt 1800 Minuten auf dem Ergometer trainiert und die Tabata-Gruppe nur 120 Minuten. Auf zwei Parameter wurde besonderes Augenmerk gelegt: die anaerobe Kapazität (die Fähigkeit der Muskeln, Energie zu produzieren, obwohl nicht ausreichend Sauerstoff zur Verstoffwechslung vorhanden ist und ein Indikator für die individuelle Ausdauer) und die maximale Sauerstoffaufnahmefähigkeit (VO2max) die in ml pro kg Körpergewicht angegeben wird und eine Aussage über die Ausdauerleistungsfähigkeit einer Person gibt.

Erstaunlich an den Ergebnissen ist, dass sich bei der im moderaten Bereich trainierenden Gruppe keine signifikante Steigerung der anaeroben Ausdauer feststellen ließ und sich die VO2max um fünf ml pro kg Körpergewicht steigern konnte. Demgegenüber stand eine Verbesserung der anaeroben Kapazität um 28% und eine Verbesserung von durchschnittlich sieben ml pro kg Körpergewicht bei der Tabata-Gruppe.

Mehrere Studien wollten Dr. Tabatas Befunde austesten. Deshalb führten beispielsweise Wissenschaftler der University of Wisconsin verschiedene Tests durch. Sie setzten das zwanzigminütige Tabata-Protokoll ein und entwarfen Tabellen mit unterschiedlichen Übungen wie Burpees, Liegestützen, Seilspringen oder Kniebeugen. Diese Tabellen ließen sie von 16 gesunden, leicht athletischen bis fortgeschrittenen Männern und Frauen zwischen 20 und 47 Jahren durchführen. Alle durchliefen verschiedene Tests, um RPE-Skala, VO2max und maximale Herzfrequenz jedes Teilnehmers festzustellen. Alle Teilnehmer durchliefen eine komplette zwanzigminütige Tabata-Routine.

Die Studie zeigte, dass die Teilnehmer durchschnittlich 74% der VO2max und 86% der maximalen Herzfrequenz erreichten. Beide Werte überschreiten den Durchschnitt anderer Routinen und Sportarten für die Verbesserung der Herzleistung und des Stoffwechsels. Außerdem haben die Teilnehmer zwischen 240 und 360 Kalorien verbrannt, also durchschnittliche 15 Kalorien pro Minute.

Zusammengefasst bedeutet dies, dass Tabata-Training mit erheblich kürzeren Belastungszeiten bessere Ergebnisse erzielen kann als herkömmliche Belastungen mit moderater Anstrengung. Wer also auf der Suche nach dem effektivsten Training ist, wird hier nicht enttäuscht sein.

Nachdem die Grundlagen dieser Methode nun behandelt wurden, beschreiben folgende Kapitel die gesundheitlichen Vorteile sowie praktische Umsetzungen und geben hilfreiche Informationen für ein erfolgreiches Training.

Mit Tabata fit werden

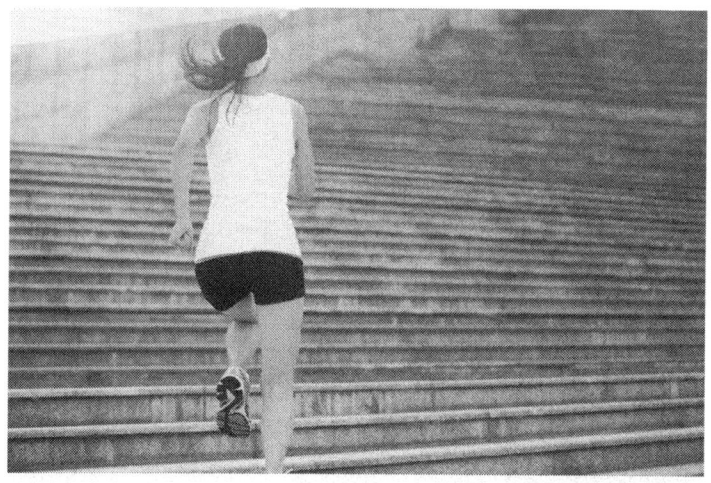

Bisweilen wurde in verschiedenen anderen Studien nachgewiesen, dass sich diese Trainingsmethode auf nahezu alle Belastungsformen mit vergleichbaren Ergebnissen übertragen lässt. Welche sind nun, abgesehen vom Zeitfaktor, andere Vorteile eines Tabata-Trainings?

- Ausdauer wird verbessert

Tabata ist nachgewiesen, die anaerobe Kapazität um über 25% zu steigern. Durch die Verbesserung der aeroben und anaeroben Leistung kann mehr Sauerstoff die Zellen erreichen und somit steigt auf Dauer die Fähigkeit, harten Körperbelastungen mehr Stand zu halten.

- Der Nachbrenn-Effekt

Da der Kalorienverbrauch bei Tabata um viel höher ist als bei anderen Übungen, erweist sich diese als sehr effizient und zielführend. Das Training nach Tabata ist zwar kurz, hat aber bis zu 24 Stunden nach Trainingsende einen Effekt auf deinen Energiestoffwechsel. Die eingangs erwähnten positiven Effekte auf deine anaerobe und aerobe Leistungsfähigkeit sind aber nicht die einzigen Vorteile. Schließlich eignet sich das Training auch ideal zur Gewichtsreduktion. Nachdem dein Stoffwechsel durch das Training einmal angeregt wurde, fällt dieser nicht wieder auf sein Ausgangsniveau herab, sondern arbeitet auch noch lange danach auf Hochtouren. Es gilt nämlich: je intensiver ein Training ist, desto mehr Sauerstoff wird auch nach Beendigung des Trainings verstoffwechselt. Das bedeutet auch: dein Körper verbrennt mehr Kalorien.

- Muskeln werden aufgebaut

Die anaerobe Kapazität wird bei Tabata zugleich beansprucht. Diese ist dafür zuständig, deine Muskeln auf ihre Grenzen zu testen und bewerkstelligt das Muskelwachstum. Muskelgewebe bei Mensch und Tier ist aus Fasern gebildet, welche wiederum aus feineren Fasern bestehen. Diese Zellstruktur ermöglicht das An- und Entspannen der Muskeln und können kinetische Energie erzeugen. Während eines

Krafttrainings werden deine Muskeln erschöpft und diese Mikrofasern reißen. Keine Sorge, alles passiert auf mikroskopischer Ebene! Diese Risse müssen repariert werden und so entsteht der Neuaufbau von Muskelgewebe. Bei der Bindung der gerissenen Fasern gewinnen die Muskeln an Masse und Volumen. Dieser Prozess verbrennt Kalorien und kurbelt den Stoffwechsel für bis zu 24 Stunden auf.

Gesundheitliche Vorteile des Intervalltrainings

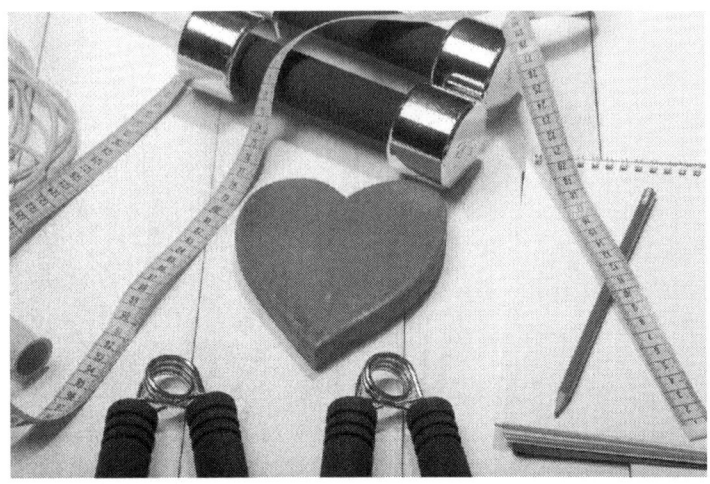

Nehmen wir an, nicht alle Menschen wollen unbedingt sehr fit werden, Körpermuskulatur aufbauen und Ausdauer verbessern. Trotzdem können wir doch annehmen, dass jeder Mensch zumindest gesund sein möchte. Niemand mit klarem Verstand wünscht sich, diese oder jene spezifische Herzerkrankung zu bekommen, sich besonders schlapp fühlen oder sich beim Treppensteigen schwer tun. In unserem Alltag, wo Training darin besteht, ins Fahrzeug einzusteigen, dann auszusteigen und ins Büro zu laufen, ist die Entwicklung chronischer Erkrankungen nur eine Frage der Zeit. Deshalb ist es sehr wichtig, unsere Gesundheit ernster zu nehmen. Sie ist viel zerbrechlicher, als wir denken und auf sie muss gesorgt werden. Was können HIIT und Tabata in diesem Fall tun?

- Prävention von Herz-Kreislauf-Krankheiten

Alleine im Jahr 2015 sind Todesfälle in Deutschland um über 6% gestiegen, wobei nur die Hälfte der Anzahl der Verstorbenen 85 Jahre und älter waren. Die häufigste Todesursache in Deutschland ist auf Krankheiten des Kreislaufsystems (über 38% aller Todesfälle) zurückzuführen. Kein Wunder, wenn laut Bundesstatistiken in 2013 jeder zweite Erwachsene an Übergewicht litt. Dabei muss man nicht immer übergewichtig sein, um eine Herz-Kreislauf-Krankheit zu erwerben.

Natürlich kommen diese Krankheiten auch mit entsprechenden Geldeinbußen für unser Gesundheitswesen, nämlich fast 350 Milliarden Euro jährlich. Die Tendenz ist außerdem steigend. Ärzte, Wissenschaftler und Labore verspielen viel Zeit und Geld mit vermeidbaren, aus Ignoranz entstandenen Krankheiten, statt sich mit Studien und Pflege für unheilbare, geburtsbedingte Krankheiten zu beschäftigen, oder an lebensrettende Arzneimittel für die Menschheit zu forschen.

Es gibt wohl kein Arzt, der seinem Patienten kein Sport als Prävention von Herz-Kreislauf-Krankheiten raten würde. Das Tabata-Protokoll ist perfekt für die Prävention solcher Krankheiten, da die aerobe Leistung, Herzfrequenz und Herzleistung nachweislich verbessert. Außerdem kommt die anaerobe Leistung auch nicht kurz und neue Muskeln werden aufgebaut.

- Der Stoffwechsel wird beschleunigt

Durch eine verbesserte aerobe Leistung wird die Oxidation der Zellen optimiert und der Stoffwechsel läuft reibungslos. Außerdem führt eine gute Zufuhr von Sauerstoff in den Zellen zur Verstoffwechselung der Nährstoffe und zum Abbau von Giftstoffen aus dem Körper.

Der Stoffwechsel ist eines der wichtigsten Prozesse in unserem Körper, ohne welchen wir uns nicht ernähren oder uns regenerieren können. Ein gesunder Stoffwechsel widerspiegelt sich durch folgende Merkmale:

- gesunder Hormonhaushalt, gesunde mentale Funktionen, ein klares Hautbild und eine gesunde Schilddrüse.
- optimale Verdauung, Fälle von Verstopfung oder Durchfall sind eher selten, keine Blähungen oder Sodbrennen.
- optimale Absorption, Nährstoffe werden gänzlich aufgenommen und nicht weggespült.

Ein langsamer Stoffwechsel hingegen führt zu Schlappheit, Übergewicht und Heißhunger auf ungesundes und verarbeitetes Essen. Bleibe fit und du wirst dein Wohlbefinden im Gleichgewicht behalten können.

- Heilung und Prävention von Schlafstörungen

Schlafstörungen können viele Ursachen haben: Stress und Angstzustände, hormonelles Schwanken oder schlechte Verdauung. Oft ist die Ursache einfach zu viel Energie oder sogar schlecht investierte Energie. Das bedeutet, dass während des Tages Energie nur vom Gehirn und nicht auch vom Körper verbraucht wurde. Arbeitet man ständig im Büro und steht man innerhalb von 8 Stunden kaum auf, so bleibt immer noch viel Energie ungenutzt. Es entsteht eine Schieflage und der Körper möchte auch einmal etwas Bewegung bekommen, statt nur als Pfosten für den Kopf zu dienen. Eine Ausgewogenheit zwischen Körper und Geist ist darum sehr wichtig. Beide müssen wir mit etwas Aufmerksamkeit behandeln und unsere Energie gleichmäßig aufteilen. Somit werden Schlafstörungen garantiert verschwinden und wir können klarer denken.

So sieht ein Tabata-Protokoll aus

- Aufwärmen

Höchstes Gebot, wenn es um Sport in jeglicher Form geht, ist das Vorbeugen von Verletzungen. Effektivste und einfachste Art der Verletzungsprophylaxe ist adäquates Aufwärmen. Auch dafür muss nicht viel Zeit eingeplant werden, wenn es richtig gemacht wird. Was muss man also für ein gutes Aufwärmprogramm beachten?

Ziel eines guten Aufwärmprogramms ist den Kreislauf in Schwung zu bringen und Muskeln und Gelenke auf die bevorstehende Belastung vorzubereiten. Bevor du loslegst und dich schon vor dem eigentlichen Training mit abenteuerlichen Verrenkungen verausgabst, habe einen Plan, was genau du im Hauptteil trainieren willst. Wenn du etwa Kniebeugen und Sprünge machen möchtest, sollten deine Beine und Gelenke entsprechend vorbereitet sein. Kommen noch Übungen für den Oberkörper dazu, sollten auch hier einige Übungen absolviert werden. Es empfehlen sich dynamische Dehnübungen und eventuell die mehrmalige, aber langsame Wiederholung der angestrebten Übung. Gegen Ende der Aufwärmphase, die zwischen fünf bis acht Minuten dauern sollte, können die Bewegungen schon etwas explosiver ausgeführt werden. Bei Sprints zum Beispiel ein paar Meter anspurten. Auf einer Skala von 1 (sehr leicht) bis 10 (sehr anstrengend) sollten die Aufwärmübungen bei 5 bis 6 liegen.

- 4 Minuten Vollgas

Diese 4 Minuten sind unser Hauptthema. Auf unserer Skala musst du nun stets auf 10 bleiben. Gebe alles, was du kannst während der 20 Sekunden und atme tief durch in den 10 Ruhesekunden. Trinke während dieser Pause ab und zu ein Schluck Wasser. Variiere deine Übungen und sorge dafür, dass sowohl Krafttraining als auch Ausdauer arbeiten. Am besten mit einer Ausdauerübung anfangen und die nächste Übung hingegen sollte dagegen deine Muskeln beanspruchen. Werfe dafür einen Blick ins Kapitel „Workout Beispiele", dort gibt es vielfältige Übungen zum Ausprobieren.

- Trainingsende

Neben dem richtigen Aufwärmen für eine gute Vorbereitung deines Organismus ist auch das richtige Abkühlen sehr wichtig. Dadurch soll dem Körper signalisiert werden, dass die intensive Phase vorüber ist. Gleichzeitig wird verhindert, dass der Kreislauf in den Keller sinkt. Leichte Bewegung wie beispielsweise lockeres Joggen, zügiges Gehen oder Radfahren bieten sich hier an. Abfallprodukte des Trainings werden somit besser abtransportiert und beschleunigen die Regeneration. Das beugt nicht nur dem Muskelkater vor, sondern ermöglicht dir auch einen zeitigen Neustart ins nächste Training.

Ist Tabata etwas für mich?

Grundsätzlich ist Tabata für jeden geeignet, dem es bei dieser Form von Training wohl geht. Natürlich sind nicht alle Übungen für alle Menschen geeignet. Deshalb sollte man immer achtsam und sorgfältig mit sich selbst umgehen und jede Übung zunächst einmal ausprobieren, bevor es richtig losgeht.

Wegen dem optimalen Zeitfaktor ist Tabata für Menschen geeignet, die „nie" Zeit haben. Ein Büroarbeiter sehnt sich nach etwas Training, will aber nicht zu spät zum Abendessen kommen? Dann schnell eine Tabata-Runde nach der Arbeit durchführen. Bevor die Uhr 19 Uhr schlägt, bist du schon fertig.

Du bist Einsteiger und möchtest irgendwie mit Sport anfangen? Probiere eine Tabata-Runde mit Bizeps-Beugen und einer herkömmlichen Wasserflasche als Gewicht. Du möchtest deine läuferischen Fähigkeiten verbessern? Acht Sprints á zwanzig Sekunden mit zehn Sekunden Pause werden erstaunliche Ergebnisse liefern. Du bist auf der Suche nach einer einzigen Übung, die alle Muskelgruppen trainiert? Wie wäre es mit Burpees?

Bist du frischer Elternteil und hast Mutterschafts- oder Vaterschaftszeit, doch ein Besuch ins Fitnessstudio ist jetzt unvorstellbar? Warte nur auf den Morgenschlaf deines Babys, der kommt ja immer gleich nach dem Frühstück. Bevor dein Baby aus dem Schlummer erwacht, ist dein Tabata-Training absolviert, das

Geschirr ebenso und die Wäsche hängt auch schon auf der Leine.

Wer sollte von Tabata die Finger lassen?

- Bei speziellen Diäten wie Fasten

Hast du seit 12 Stunden kein Stück Brot zwischen den Zähnen bekommen, doch jetzt hast du ein Zeitfenster für Training frei? In diesem Fall kann eine Tabata-Routine zu einem Desaster führen. Da Tabata Muskeln und Ausdauer beansprucht, muss man zunächst etwas im Magen gehabt haben oder möglichst keine spezielle, kalorienarme Ernährung folgen. Ähnlich verhält es sich auch bei Krankheitsfällen. Ruhe dich lieber zunächst aus und starte mit Tabata erst, wenn du wieder gesund bist.

- Bei chronischen Krankheiten des Kreislaufes

Natürlich ist Tabata Synonym für Prävention von Herz-Kreislauf-Erkrankungen. Wenn dein Herz aber jetzt schon chronisch krank und von einer Fettschicht ummantelt ist, solltest du lieber zuerst mit deinem Arzt sprechen. Bevor du dich in Lebensgefahr begibst, achte vielmehr auf deine Ernährung und trainiere eine vom Arzt verschriebene Sportart.

- Im hohen Alter

Generell ist HIIT und Tabata für Senioren nicht geeignet, es sei denn, sie sind fit wie ein Turnschuh und treiben regelmäßig Sport. Andererseits soll man lieber mit therapeutischem Sport wie Schwimmen oder Yoga ans Problem ran.

Häufig gestellte Fragen

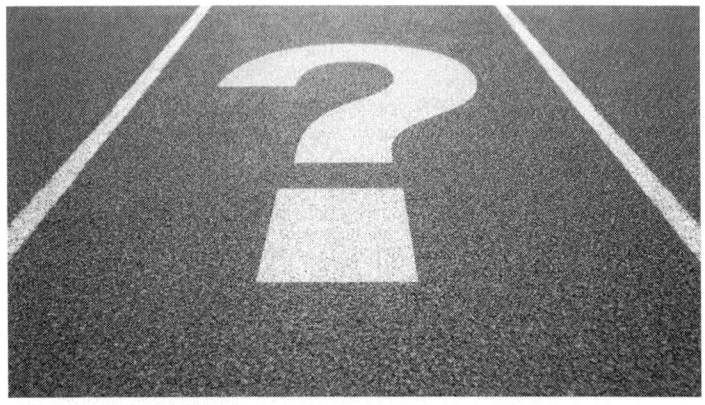

Aller Anfang ist schwer, deshalb ist eine ausreichende Vorbereitung sehr wichtig und hilft, potentielle Hürden zu überstehen. In diesem Abschnitt wollen wir einigen häufigen Fragen nachgehen und Punkte wie Motivation und Trainingsplan klären.

- Was brauche ich für mein Tabata-Training?

Ein weiterer Vorteil für diese Trainingsform ist, dass man dafür kein zusätzliches Equipment benötigt. Das einzige, was vorhanden sein sollte, ist etwas Platz. Das ist alles. Aufgrund der universellen Variierbarkeit der Übungen kann aber auch jedes herkömmliche Trainingsgerät eingesetzt werden. Wer weniger kreativ ist, dem bietet das Internet schier unendliche Anregungen für mögliche Übungen. Entsprechend dem individuellen Trainingsziel und persönlichen Fähigkeiten kann praktisch jede Übung angepasst werden. Eine einfache Faustregel: je komplexer die

Übung, desto mehr Muskelgruppen sind involviert, d.h. die Übungen sind anstrengender. Alles ist möglich. Hauptsache, die zwanzig Sekunden Belastungszeit werden mit größtmöglicher Intensität durchgeführt.

- Benötige ich irgendwelche Gadgets?

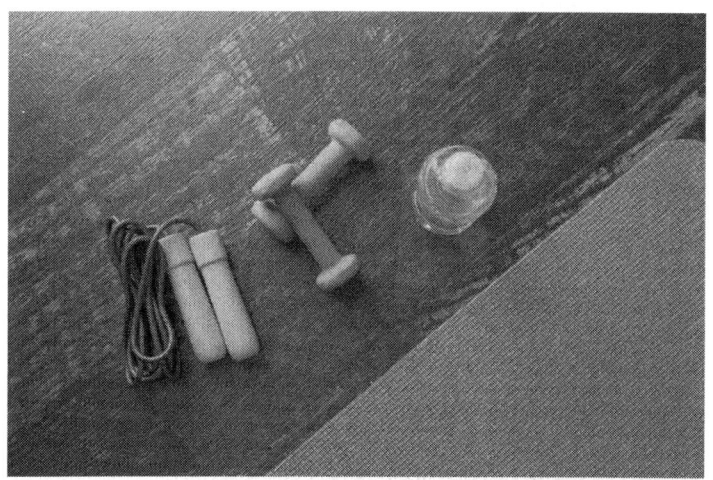

Nicht zwingend notwendig aber äußerst hilfreich, wenn es um die Trainingssteuerung geht, ist eine Stoppuhr. Es geht nur um zwanzig Sekunden, nicht mehr, aber vor allem auch nicht weniger! Besitzt du keine Stoppuhr, so kannst du dir eine App auf dein Smartphone herunterladen. Mittlerweile gibt es ein Dutzend Tabata-Apps, die dich genau auf die Sekunde begleiten. Suche die passende App für dich aus.

Musik kann hierbei sehr praktisch sein. Im Internet findet man unzählige Megabytes an Musik für Tabata-Training. Diese sind auf 20 zu 10 Sekunden aufgeteilt und erleichtern somit wesentlich das Sekunden Zählen. Man findet sowohl Lieder, die 4 Minuten lang sind, als auch längere, wie 8 oder 20 Minuten. Egal, welches Schwierigkeitsgrad du gerade meisterst, du bist gut versorgt. In einigen Tabata-Apps kannst du sogar deine Musik mit einbauen und diese wird nach dem Tabata-Protokoll abgespielt.

- Wo kann ich trainieren?

Aufgrund der vielfältigen Trainingsmethoden und der grenzenlosen Variierbarkeit der Tabata-Übungen kann wirklich überall trainiert werden. Drinnen, draußen, am Wasser und an Land. Warum auch nicht im Büro, nachdem die Feierabend-Glocke geläutet hat? Schließlich ist zu der Uhrzeit ja eh Verkehrsstau. Das Tabata-Protokoll lässt sich also auf alle Sportarten und Orte übertragen. Ob auf Reisen oder auf Fahrrad auf dem Nachhauseweg: vier Minuten kann man überall und jederzeit aufbringen.

- Warum möchte ich abnehmen/Muskeln aufbauen?

Eines der ersten Schritte ist festzustellen, warum du überhaupt mit Tabata anfangen möchtest. Bist du es leid, böswillige Kommentare einiger Menschen über deine Figur zu hören (du weißt schon, wen ich meine), willst du dich endlich einmal stolz und zufrieden im Spiegel blicken können oder tust du es für deine Gesundheit? Egal, welcher Grund hinter deinem Beschluss steckt, ist es wichtig, dir darüber bewusst zu werden. Dieser Grund wird in Zukunft die beste

Quelle für deine Motivation sein, vor allem in schweren Zeiten.

- Was, wenn ich vom Trainingsplan abweiche?

Für solche Situationen solltest du realistische Erwartungen haben. Nehmen wir an, du hast dich entschieden, deiner Gesundheit höchste Priorität zu verleihen und startest dein Abenteuer mit Tabata. Du hast dir schon deine nächsten Wochen und Monate ausgemalt, wie du alle 2 Tage trainierst, dich besser ernährst und dich rundum wohler fühlen wirst. In deiner Alltagsroutine hast du Tabata bereits erfolgreich eingebaut. Doch manchmal wird die Realität zuschlagen. Dein Chef braucht deine Unterstützung und du musst über die nächsten Wochen Überstunden aufschreiben. Dein Kind bekommt hohes Fieber und du verbringst deine eigentliche Trainingszeit im Wartebereich des Krankenhauses. Dein Bruder hat Geburtstag und dieses Jahr beschließt er, eine Party zu veranstalten. Anders gesagt, es wird sowohl gute Tabata-Tage geben, als auch schlechte. Das ist soweit nicht schlimm, wenn du aber so oft wie möglich am Ball bleibst. Eine Abweichung vom Plan muss nicht als schwere Sünde gesehen werden, sondern als natürlicher Lauf des Lebens. Außerdem wird mit einer Abweichung deine gesamte Entwicklung nicht verloren gehen, es sei denn, du machst aus Abweichungen eine Gewohnheit.

- Wie halte ich meine Motivation aufrecht?

Grundvoraussetzung für jede Art von Sporttreiben ist Motivation. Ausreden gibt es wie Sand am mehr und nicht jeder bringt ein hohes Maß an Disziplin und Bereitschaft zum Sporttreiben mit. Allerdings gibt es viele kleine Hilfsmittel, um den berühmten Schweinehund zu überlisten und langfristig dabei zu bleiben. Hier werden weitere Motivationshilfen genannt:

1.) Suche dir einen Trainingspartner oder trainiere in der Gruppe

Sobald eine oder mehrere Personen involviert sind, steigt die Hürde abzusagen. Man kann Partnerübungen machen oder sich abwechseln. Dann muss man schon mal nicht mehr selbst auf die Stoppuhr schauen, was das Training erheblich vereinfachen kann. Neben der Motivation, um sich überhaupt sportlich zu betätigen, muss man für effektives Tabata-Training auch während des Trainings in der Lage sein, eigene Grenzen auszuloten. Gerade hier hilft ein anfeuernder Trainingspartner. Ganz nach dem Motto: geteiltes Leid ist halbes Leid.

2.) Führe ein Trainingstagebuch

Lege ein Trainingstagebuch an und dokumentiere, was du geleistet hast. So kannst du nicht nur deine Verbesserungen verfolgen (zum Beispiel wie viele Wiederholungen einer bestimmten Übung du schaffst) sondern kannst auch auf bereits Erreichtes zurückblicken. Außerdem verleiht ein Plan den Überblick auf bereits trainierte Muskelgruppen und verhindert, dass du sie ‚übertrainierst'.

3.) Bestimme und plane feste Termine für dein Training ein

Feste Tage und Zeiten festlegen und diese Termine blocken ist hierzu sehr wichtig. Alle anderen, spontan anfallenden Termine können somit einfacher geplant und koordiniert werden. Priorisiere dein Training, wenn es dir wirklich wichtig ist. Wenn du zusätzlich einen Trainingspartner hast, erleichtert das dein Training zusätzlich und lästiges Termine finden fällt somit weg.

4.) Setze dir Ziele und belohne dich, wenn du diese erreicht hast

Anfangen ist gut, auf ein definiertes Ziel hinarbeiten ist besser. Setze dir realistische Ziele und lege Belohnungen für dich fest, die als zusätzliche Trainingsmotivation dienen, wie beispielsweise ein teurer Restaurantbesuch, eine Reise, ein Wohlfühlwochenende. Wie beim Tabata-Training selbst gilt auch hier: der Kreativität sind keine Grenzen gesetzt!

Gestaltung deines Tabata-Trainings

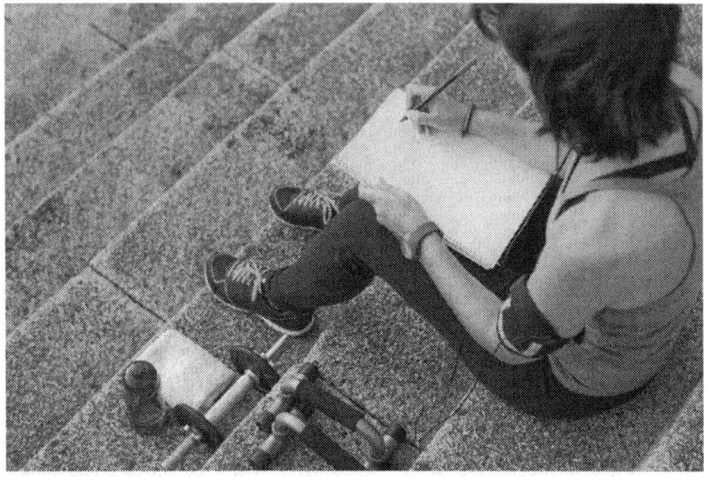

Der Erfolg beim Tabata-Training hängt alleine von deiner Vorbereitung und richtigen Einstellung ab. Dieses Kapitel zeigt dir, auf was du bei Tabata achten musst, wie du das richtige Training aussuchst und bietet Tipps für Körper und Geist.

Belastungsintensität bestimmen

Vor allem für Einsteiger und weniger erfahrene Personen, die bislang noch nicht in hoch intensiven Bereichen trainiert haben, stellt sich die Frage nach der richtigen Trainingsauswahl. Hier ist am Anfang etwas Geduld gefragt und kann nur über Probieren herausgefunden werden. Wie bereits erwähnt, sollte man gerade als Tabata-Neuling erstmal langsamer einsteigen. Steigern kann man sich jederzeit. An folgenden Punkten kannst du dich in den ersten Einheiten orientieren:

- eine vollständige Tabata-Runde besteht aus acht Zyklen. Die Belastung sollte so gewählt werden, dass man während der kompletten Runde angestrengt ist, die letzten zwei bis drei Durchgänge aber die intensivsten sind. Das heißt, Tempo und Wiederholungszahl sollten in jedem Zyklus etwa gleich bleiben, aber die gefühlte Anstrengung sollte zunehmen. Die letzten zwei bis drei Zyklen sollten sich hart anfühlen ("Am liebsten würde ich jetzt aufhören").

- wenn du nach einer Runde nicht völlig laugt bist, war es definitiv zu leicht.

- während der Tabata-Runde solltest du nicht in der Lage sein, zu sprechen. Deine Luft brauchst du bei richtiger Intensität nämlich für die jeweilige Übung.

Dauer und Häufigkeit bestimmen

Das ursprüngliche Protokoll von Dr. Tabata sieht eine absolute Trainingsdauer von vier Minuten vor. Dabei wechseln sich jeweils zwanzig Sekunden hochintensiver Belastung mit einer Pause von 10 Sekunden mit. Der Zyklus von Belastung und Pause wird insgesamt achtmal wiederholt.

Wichtig zu beachten ist die totale Anzahl an Trainingseinheiten pro Woche. Vor allem Einsteiger und wenig erfahrene Sportler sollten langsam anfangen. Oftmals genügt eine einzige Trainingseinheit pro Woche. Mitunter sollen vor allem während der ersten Wochen längere Pausenzeiten gewählt werden, um auch wirklich acht Zyklen in der maximalen Intensität durchzuhalten.

Auf der anderen Seite des Leistungsspektrums können auch verschiedene Übungen nacheinander durchgeführt werden. Nachdem die erste Übung vier Minuten lang nach dem Tabata-Protokoll durchgeführt wurde, könnte man nach einer zweiminütigen Pause eine neue Übung nach Tabata durchführen. Die gesamte Trainingszeit, inklusive Pausen, sollte aufgrund der hohen Belastung auf den Bewegungsapparat keinesfalls 30 Minuten überschreiten. Das heißt, je nach Pausendauer zwischen den einzelnen Tabatas können insgesamt 4 bis 6 verschiedene Übungen durchgeführt werden. Langeweile wirst du mit diesem Training jedenfalls nicht haben.

Wichtige Tipps

- Ernähre dich gesund

Nach dem Tabata-Protokoll trainieren ist selbstverständlich nicht die vollständige Geschichte. Dein Tabata-Training braucht schließlich Unterstützung und diese kommt von Seiten einer gesunden und ausgewogenen Ernährung. Hier ist keinesfalls eine magere Diät gemeint. Dein Speiseplan soll aus allen Nährstoffen, also Kohlenhydraten, Eiweißen und gesunden Fetten bestehen. Achte dabei auf die Zufuhr von Kohlenhydraten. Täglich Pasta und Pizza essen wird dich schließlich nicht weit bringen. Iss viel Obst und Gemüse sowie Hähnchen, Rindfleisch und Fisch von guter Qualität. Wähle für das Abendessen einen üppigen Salat oder ein fettarmes Gericht ohne Weizenmehl. Ausreichend Wasser trinken ist auch sehr wichtig, weil Wasser die Giftstoffe in deinem Körper ausspülen kann. Vermeide Chips, Süßigkeiten, Fertiggerichte und kohlensäurehaltige Getränke. Diese sind sehr reich an Zucker und bringen deinen Fortschritt zum Stillstand oder sorgen sogar für noch mehr Fettablagerungen. Das Motto gilt: der Erfolg beim Muskelaufbau liegt zu 30% im Training und zu 70% in der Ernährung. Je nachdem, welches Ziel du vor Augen hast, solltest du dich an einem entsprechenden Ernährungsplan orientieren. Lege Wert auf jede Trainingsrunde

Um dein Nachbrenn-Effekt zu optimieren musst du beim Tabata-Protokoll den Ausgleich zwischen aeroben und anaeroben Übungen respektieren. Gestalte deine Übungen vielseitig, damit du sowohl Ausdauer als auch Muskeln trainierst. Erschöpfe deine Muskeln mit Kraftübungen und dein Körper wird mehr nacharbeiten müssen, um die Muskeln straffer und kräftiger wieder aufzubauen. Zugleich beansprucht das Ausdauertraining dein Stoffwechsel und du wirst im Ruhezustand mehr Kalorien verbrennen.

- Alle 4 Wochen einfallsreich sein

Egal, ob deine Übungen sich nach wie vor anstrengend anfühlen, solltest du spätestens alle vier Wochen neue Übungen in deiner Routine einbauen oder sie zumindest etwas umgestalten. Während sich dein Körper an die Übungen anpasst, werden Muskeln und Ausdauer nicht mehr auf ihre Grenzen getestet und es kommt zur Stagnation. Biete deinem Körper immer neue Herausforderungen an. Außerdem willst du nicht, dass deine Routine absehbar und monoton wird. Gestalte es dir ab und zu mal spannend und improvisiere mit Gewichte und komplexere Übungen.

- Bleibe ausgeglichen

Die meisten von uns haben die Tendenz, einige Lieblingsübungen zu haben und dafür andere, für unser Geschmack weniger beliebte, komplett wegzulassen. Das ist natürlich keine gute Herangehensweise. Du machst dabei deine bereits starken Muskeln noch stärker und deine schwachen

Muskeln noch schwächer. Gebe also allen Muskelgruppen genügend Aufmerksamkeit. Dies ist wichtig nicht nur, um dein Stoffwechsel auf Hochtouren anzutreiben, sondern auch um Sportverletzungen zu vermeiden. Diese treten meisten dann vor, wenn die Entwicklung der Körpermuskulatur unausgeglichen ist.

- Nehme dir Zeit zum Ausruhen

Dein Ziel ist es, das Beste aus deinem Tabata-Training zu machen. Zur Effizienz gehört ein Ausgleich zwischen Training und Ruhezeit auch dazu. Während des Trainings sind Muskeln beansprucht und dein Körper befindet sich in einer Stress-Situation. Obwohl es ein Stress der guten Sorte ist, ist es immer noch Stress. Dein Stoffwechsel arbeitet daran, sich an die neue Situation anzupassen und fängt an, wichtige Nährstoffe wie Sauerstoff, Eiweiße und Fette neu zu verwalten. Während dein Stoffwechsel also auf Hochtouren arbeitet, musst du dich ausreichend ausruhen und mindestens 1 Tag zwischen den Trainings pausieren. Überlastest du aber dein Körper mit zu viel Training, so kann das dein Stoffwechsel sogar verlangsamen, deine Muskeln werden ab- statt ausgebaut und du fühlst dich ständig schlapp. Nach dem Training werden sogenannte Glückshormone wie Dopamin und Serotonin ausgeschüttet und du willst mehr und mehr trainieren. Widerstehe jedoch der Versuchung und ruhe dich ausreichend aus, sonst war das ganze Schwitzen umsonst.

Workout Beispiele

Folgende Beispiele für Übungen lassen sich ganz flexibel in spannende und abwechslungsreiche Routinen zusammenfügen. Beachte immer, in deiner Routine sowohl Übungen für Ausdauer als auch für Krafttraining einzubauen, damit dein Tabata-Protokoll dein erstrebtes Ziel auch hervorbringt. Viele Übungen kennst du sicherlich noch aus dem Sportunterricht. Wem das zu einfach erscheint, der fügt Gewichte hinzu oder variiert die Übungen entsprechend.

Übungen

Kniebeugen

Eine simple Übung, die durch Gewichte, Sprünge und Bewegungsgeschwindigkeit vielfach verändert werden kann.

Art: Krafttraining.

Equipment: keines, alternativ Wasserflaschen/Gewichte.

In aufrechter Position stehen Beine etwa hüftbreit voneinander entfernt. Senke dein Becken leicht nach hinten, sodass ein Hohlkreuz entsteht. Bauchmuskeln sind angespannt. Senke dein Gesäß nach unten ab, beuge dabei Knie und halte die Position für 1-2

Sekunden. Drücke dein Körper wieder hinauf, dabei Druck auf Fersen verlagern.

Seilspringen

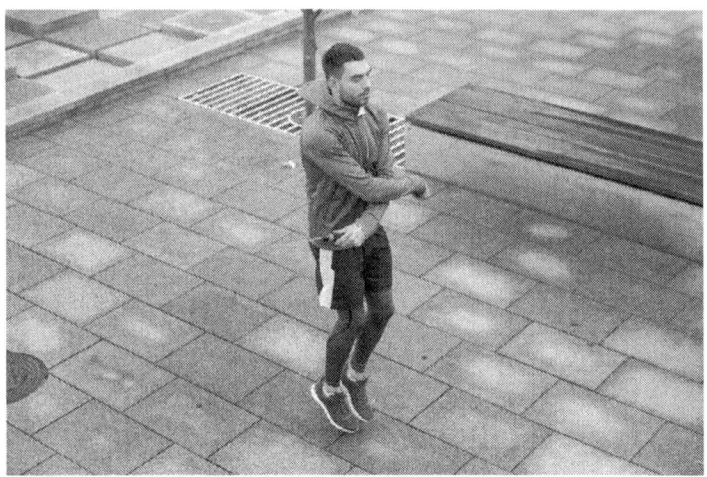

Das gute alte Springseil ist wahrscheinlich das günstigste Fitnessgerät. Sogar Profis kann es nach kurzer Zeit atemlos lassen und deshalb bleibt das Springseil ein Klassiker. Mache dir wegen den Nachbarn unter keine Sorgen, mit dem Tabata-Protokoll bist du mit Seilspringen fertig, bevor sie sich beschweren können.

Art: Ausdauer.

Equipment: Springseil.

Es gibt sicherlich keinen Boxer, bei dem Seilspringen nicht im Trainingsplan zu finden ist. Siehe dir nur diese antrainierten Kraftpakete an! Integriere

Seilsprungintervalle in dein Tabata-Training und trainiere damit jede Faser deines Körpers. Auch hier gibt es zahlreiche, kreative Varianten, um vom Anfänger bis zum Profi, jeden zu fordern: einbeinig, Doppelsprünge oder laufend.

Criss-Cross

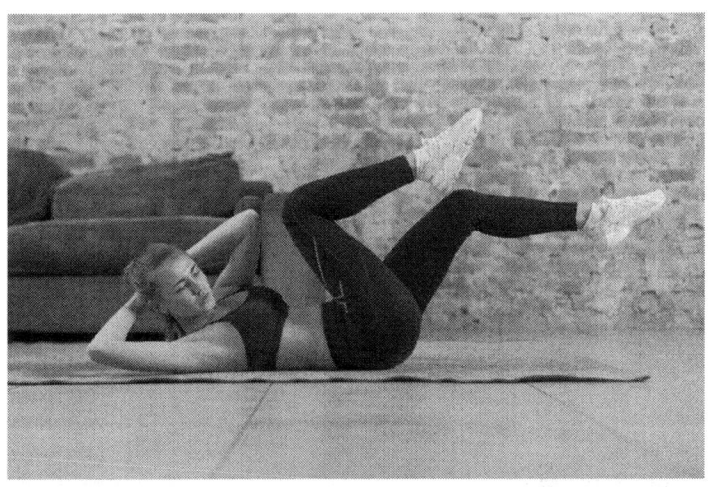

Jetzt sind deine Bauchmuskeln gefragt. Criss-cross ist die bekannteste aber auch anspruchsvollste Übung für dein Bauch. Gerade weil es nicht leicht ist, kommt es auf unserer Tabata-Übungsliste.

Art: Krafttraining.

Equipment: Yogamatte.

Auf den Rücken liegend streckst du Beine gerade aus. Winkle deine Arme an und berühre dein Hinterkopf mit den Fingern. Halte dabei dein Kopf nicht stark fest, sonst erzeugst du Druck auf die Nackenmuskeln. Hebe deine Beine vom Boden ab, etwa 50 Grad in der Luft hängend. Winkle dein rechtes Bein an und gehe mit dem Knie zur Brust. Währenddessen versuchst du, mit dem linken Ellenbogen dein rechtes Knie zu berühren. Linkes Bein bleibt ausgestreckt. Wechsle diese Bewegung ab und mit dem linken Knie den rechten Ellenbogen berührend, streckst du das rechte Bein in die Luft. Diese Übung muss nicht gehetzt werden. Je präziser, desto besser.

Liegestützen

Wie viele schaffst du in achtmal zwanzig Sekunden? Zu leicht? Verändere deine Handposition, stütze deine Knie auf dem Boden ab, klatsch in die Hände. Liegestützen sind bekannt für ihre Eigenschaft, problemlos verkompliziert oder vereinfacht zu werden. Liegestützen sind für Tabata sehr geeignet, weil du den Schwierigkeitsgrad immer wieder erhöhen musst und auch für etwas Abwechslung sorgen kannst. Lasse deiner Phantasie freien Lauf. Wichtig ist dabei immer die korrekte Ausführung, damit keine Verletzungen entstehen. Hier wird das Grundprinzip für Liegestützen beschrieben.

Art: Krafttraining.

Lege dich kniend zu Boden und stütze dich mit den Händen ab. Strecke die Hände zwar ab, jedoch nicht vollständig, sondern behalte eine leichte Anwinklung der Ellenbogen. So vermeidest du Verletzungen der Gelenke. Dabei sind Hände etwa schulterweit voneinander entfernt. In dieser Ausgangspositon sollten Hände nicht weiter als auf Brusthöhe sein. Strecke nun deine Beine nach hinten, bis du dich auf die Zehenspitzen stützt und behalte deine Bauchmuskeln angespannt. Von Kopf bis Fuß bildest du idealerweise eine gerade Linie.

Senke dein Körper nach unten ab, bleibe angespannt und denke an die gerade Linie deines Körpers. Die Belastung sollte in Brust, Arme und Bauchmuskeln spürbar sein. Während du dich nach unten senkst, zeigen die Ellenbogen nach außen. Senke dich so tief wie möglich, am besten bis du den Boden berührst. Drücke dich schließlich wieder nach oben. Wiederhole die Bewegung. Eine korrekte Ausführung einer Liegestütze sollte nicht mehr als 3 Sekunden dauern.

<u>Springen</u>

Klingt leicht? Springe so hoch du kannst und das so oft wie möglich in den jeweils zwanzig Sekunden.

Art: Ausdauer.

Achte dabei immer auf deine Knie und sorge auf eine sanfte Landung. Wenn du landest, beuge deine Knie, damit die Sprungenergie sich nicht in deine Gelenke, sondern sich gleichmäßig in den Boden auslastet. So verhinderst du eine Verletzung von Knie und Rücken.

<u>Sprints</u>

Wie vor allen Tabata Einheiten gilt: umfassend aufwärmen. Danach: Vollgas!

Art: Ausdauer.

Laufe auf der Stelle so schnell du kannst. Du fühlst die Erschöpfung in den Waden, aber Vorsicht ist angebracht. Wenn die Waden fast schmerzen, so führe die Übung sanfter durch, sonst kannst du morgen nicht mehr gehen!

Fahrradsprints

Art: Krafttraining und Ausdauer.

Equipment: Fahrrad.

Mit dem Fahrradergometer wurde das ursprüngliche Tabata-Protokoll entwickelt. Wenn du das nächste Mal mit dem Fahrrad unterwegs bist und dich verausgaben willst, schaue wie weit du es mit zwanzig Sekunden sprinten schaffst.

Das unsichtbare Fahrrad

Regnet es draußen oder ist grade bitterkalter Winter? Fahrradfahren ist möglich auch ohne ein eigentliches Gerät, das man auf den Straßen betätigt.

Art: Krafttraining.

Equipment: Yogamatte.

Mit dem Rücken am Boden legst du Arme den Körper entlang. So gewinnst du Stabilität. Hebe beide Beine in die Luft, dann winkle das rechte Bein Richtung Brust. Wechsle dann mit dem linken Bein ab und strecke gleichzeitig das rechte Bein in die Luft. Wiederhole die Bewegung für 20 Sekunden.

Fahrradfahren und im luftleeren Raum pedalieren macht sogar Spaß und kann sogar zu zweit trainiert werden. Eine Person liegen gegenüber der anderen und Beine kommen dabei in Berührung. Beide heben ihre Beine und berühren ihre Fußsohlen wie folgt: der rechte Fuß von P1 macht Kontakt mit dem linken Fuß von P2 und das linke Fuß von P1 berührt den rechten Fuß von P2. Führt gemeinsam die Fahrradbewegung durch und versucht, eure Füße so lange wie möglich in Kontakt zu behalten.

Burpees

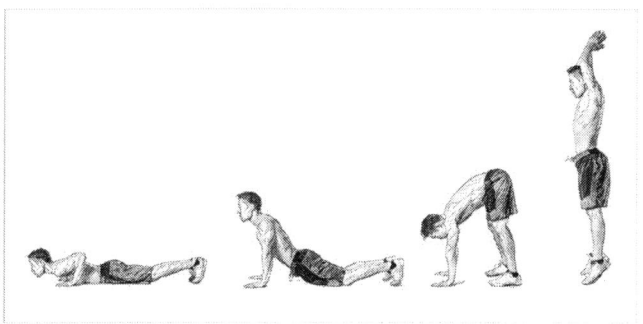

Sicherlich die ultimative Ganzkörperübung.

Art: Krafttraining und Ausdauer.

Starte in der Liegestützposition, ziehe im Sprung die Beine an, springe im Strecksprung so hoch es geht und springe wieder in die Ausgangsposition der Liegestütze. Wer das vier Minuten durchhält, der weiß, was er geschafft hat und kann sich mindestens zu den fortgeschrittenen Tabata-Sportlern zählen.

Brücke

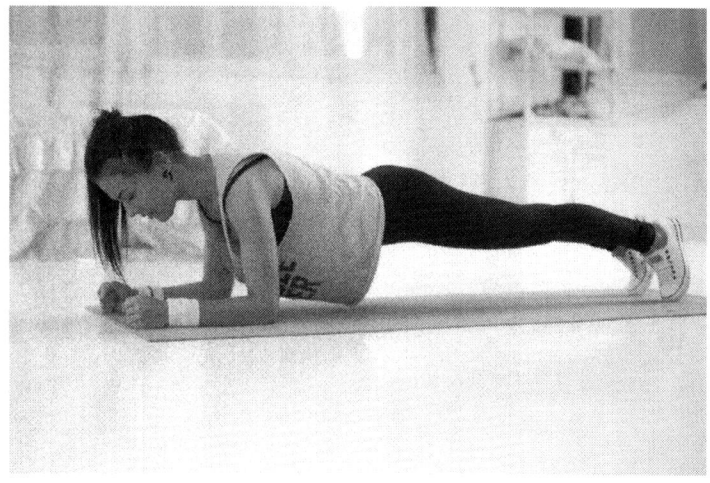

Art: Krafttraining.

Nehme eine Position wie für Liegestütze ein, stütze dich dabei auf deine Unterarme, statt auf den Händen. Halte dein Bauch gerade und spanne deine Gesäßmuskeln an, um einen geraden Rücken zu formen. Halte die Position für 20 Sekunden.

Seitenbrücke

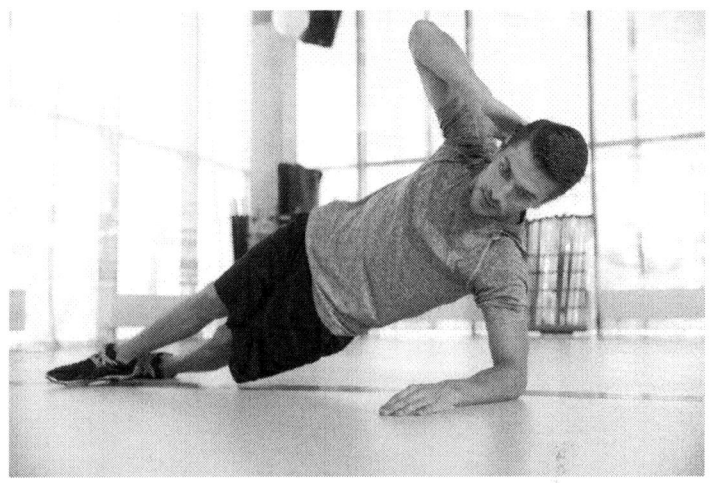

Art: Krafttraining.

Lege dich auf deine rechte Seite hin und stütze dich dabei auf deinen rechten Unterarm. Dein Arm soll dabei einen Winkel von 90 Grad haben und sich unter der Schulter befinden. Halte dein Körper gerade, spanne Bauchmuskeln an und hebe Brust, Bauch, Hüfte und Beine vom Boden. Dein Körper sollte eine gerade, vom Boden diagonale Linie formen. Behalte diese Position für 20 Sekunden. Nach 10 Sekunden Pause, wiederhole die Übung auf der linken Seite für weitere 20 Sekunden.

Seitlicher Ausfallschritt mit Schwung

Art: Krafttraining.

Stehe in aufrechter Position, mit Beinen hüftbreit voneinander entfernt. Deine Bauchmuskeln bleiben angespannt und du lehnst deine Hüfte leicht nach hinten. Mache einen großen Schritt nach links mit dem linken Bein. Beuge dein linkes Knie und gehe in einen möglichst tiefen Ausfallschritt. Dein rechtes Bein bleibt gerade. Übertrage dein Gewicht auf das rechte Bein und hebe dein linkes Knie zu deiner Brust, während du auf dein rechtes Bein springst. Balanciere dabei die Arme, um genügend Schwung zu bekommen. Lande sanft auf das rechte bein und wiederhole die Bewegungen für 20 Sekunden. Willst du die Übung einfacher gestalten? Lasse den Sprung einfach weg und konzentriere dich auf die Gewichtsverlagerung und Anspannung der Bauchmuskeln.

Beckenheben

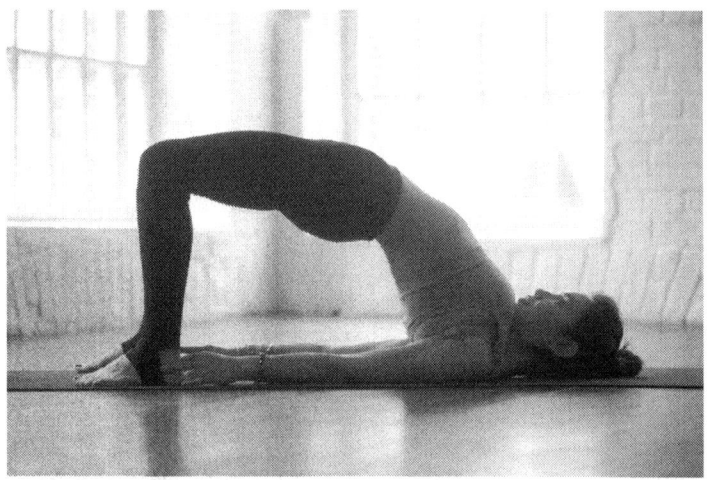

Eine sehr bekannte und auch praktische Übung, die sich perfekt für daheim eignet.

Art: Krafttraining.

Equipment: Yogamatte, um Rücken zu schonen.

Auf die Matte legen und die Beine anwinkeln, dabei sollen Füße auf dem Boden stehen. Arme liegen neben dem Körper, damit du dich auf sie stützen kannst. Hebe dein Becken nach oben und bilde mit Oberkörper und Schenkeln eine gerade Linie, diagonal in Bezug zum Boden. Senke dein Becken langsam hinunter und wiederhole die Bewegung für 20 Sekunden.

Kniebeugen mit Sprung

Diese Kniebeugen sind etwas anspruchsvoller aber ein Muss für ein effizientes und ausgeglichenes Training.

Art: Krafttraining und Ausdauer.

Im Stehen, Beine hüftbreit voneinander entfernt, Zehen parallel zueinander. Gesäßmuskeln und Bauchmuskeln anspannen und Hüften nach hinten rücken, sodass du eine Kniebeuge durchführst. Vom Tiefpunkt deiner Kniebeuge sammle deine ganze Kraft, um so hoch wie möglich zu springen. Beim Sprung sollten Beine und Arme ganz ausgestreckt sein. Lande sanft auf deinen Fußspitzen und sinke gleich wieder in eine Kniebeuge. Wiederhole die Bewegung.

Umgedrehter Unterarmstütz

Art: Krafttraining.

Setze dich auf den Boden und lege deine Hände hinter deinen Hüften. Finger zeigen dabei Richtung Hüfte. Hebe dein Körper so hoch wie du kannst und stütze dich auf den Fersen. Behalte die Position für 20 Sekunden. Falls deine Arme nicht gerade sind (was bei vielen Menschen der Fall ist), stütze dich auf die Ellenbogen und halte Unterarme stabil am Boden.

Erhöhe dein Schwierigkeitsgrad durch Unterarmstütz mit Beinheben. Bleibe im umgedrehten Unterarmstütz und hebe rechtes Bein so hoch du kannst. Pobacken und Bauchmuskeln bleiben angespannt und Hüfte sollte dabei nicht sinken. Wechsle die Beine ab.

Supermann

Art: Krafttraining.

Lege dich auf dem Bauch hin, hebe Arme, Beine und Kopf vom Boden und bleibe in dieser Position für 20 Sekunden.

Der abwechselnde Supermann: in derselben Position befindend, hebe rechtes Bein und linker Arm.

Wechsle dann ab und hebe linkes Bein und rechter Arm. Wiederhole die Bewegung für 20 Sekunden.

Riesenschritte mit Hanteln

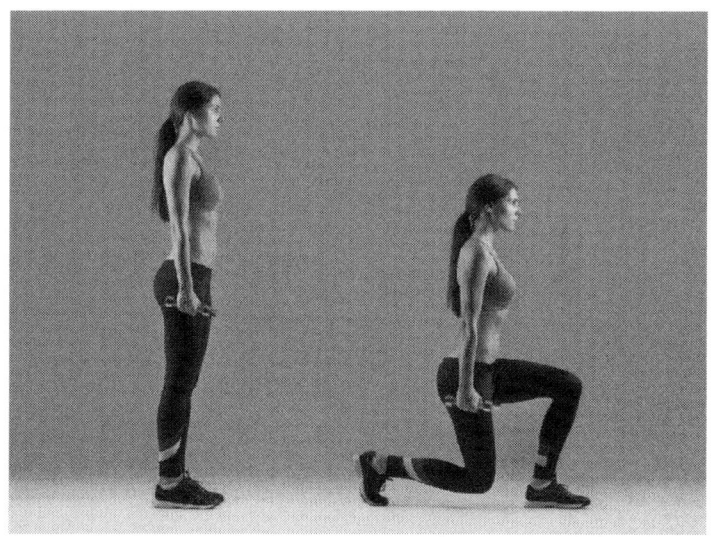

Art: Krafttraining.

Equipment: Hanteln oder Wasserflaschen.

Nehme eine Hantel in jeder Hand und mache mit dem rechten Bein einen großen Schritt nach vorne. Dein rechtes Knie sollte einen rechten Winkel formen, dein linkes Knie berührt dabei den Boden. Dein Rumpf bleibt gerade. Hebe dich von den Beinen wieder hinauf und mache deinen zweiten Schritt nach vorne, diesmal mit dem linken Bein. Wiederhole die Bewegung.

Routinen

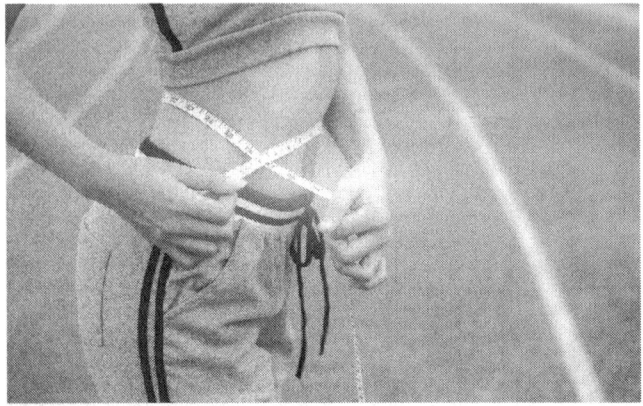

Die Gestaltung Routine hängt ganz und gar von dein angestrebtes Ziel ab. Möchtest du eine bestimmte Muskelgruppe trainieren? Möchtest du nur abnehmen und weniger Muskeln aufbauen? Trotz deinem eigentlichen Plan möchte ich dir an dieser Stelle nochmals folgende Gedanken näher bringen:

- trainiere möglichst alle Muskelgruppen. Je mehr du nur einige Muskelgruppen trainierst, desto mehr werden sich andere Gruppen unterentwickeln und die Verletzungsgefahr steigt.
- trainiere ausgeglichen. Ausdauer *und* Krafttraining müssen kombiniert werden, damit du aus deiner mühsamen Arbeit auch das meiste gewinnen kannst.

- trainiere bis zu deinen Grenzen, sei dir aber bewusst, wo die Grenzen liegen. Tabata steht natürlich für intensives Training, jedoch müssen wir uns sowohl vor schlimmen Verletzungen und Muskelzerrungen schonen als auch vor der Gefahr, unser Stoffwechsel zu stark zu beanspruchen und ihn dabei zu verlangsamen.

Je nachdem, ob du ein totaler Anfänger bist, ob du nach der Schwangerschaft deine alte Frische zurückgewinnen willst oder ob du offensichtlich ein Profi bist, gestalte deine Routine je nach den Fähigkeiten, die du in diesem Moment besitzt. Nachher gibt es immer Raum für Veränderung. Folgende Routinen gelten als Orientierung.

<u>8 Minuten Tabata – einfach</u>

A) Sprints für 20 Sekunden, 10 Sekunden Pause
Kniebeugen für 20 Sekunden, 10 Sekunden Pause
Seilspringen für 20 Sekunden, 10 Sekunden Pause
Brücke für 20 Sekunden, 10 Sekunden Pause
alles x4

B) Seilspringen für 20 Sekunden, 10 Sekunden Pause
Seitenbrücke für 20 Sekunden, 10 Sekunden Pause
Springen für 20 Sekunden, 10 Sekunden Pause

Seitenbrücke für 20 Sekunden, 10 Sekunden Pause
alles x4

12 Minuten Tabata – mittel

C) Seitlicher Ausfallschritt mit Sprung, für 20 Sekunden, 10 Sekunden Pause x2
Seitenbrücke für 20 Sekunden, 10 Sekunden Pause x2
Umgedrehter Unterarmstütz für 20 Sekunden, 10 Sekunden Pause x2
Seilspringen für 20 Sekunden, 10 Sekunden Pause x2
Riesenschritte ohne Hanteln für 20 Sekunden, 10 Sekunden Pause x2
Seitenbrücke für 20 Sekunden, 10 Sekunden Pause x2
alles x2

20 Minuten Tabata – schwer

D) Liegestützen für 20 Sekunden, 10 Sekunden Pause x4
Seilspringen für 20 Sekunden, 10 Sekunden Pause x4
Seitlicher Ausfallschritt für 20 Sekunden, 10 Sekunden Pause x4
Riesenschritte mit Hanteln für 20 Sekunden, 10 Sekunden Pause x4
Burpees für 20 Sekunden, 10 Sekunden Pause x4
alles x2

Schlusswort

Am Schluss angekommen hoffe ich, dass du dich ausreichend informiert fühlst, beziehungsweise dein Gedächtnis aufgefrischt hast. In beiden Fällen kann man sich nie zu oft vergegenwärtigen, dass Sport wichtig für unsere Gesundheit ist und stellt den sichersten Weg zum Traumkörper dar.

Das Problemfaktor Zeit ist nun dank der revolutionären Entdeckung von Dr. Izumi Tabata eine Sache der Vergangenheit. Effektives Training ist ab jetzt in 4 Minuten erreichbar. Deshalb rate ich dir, Tabata auszuprobieren und dich an die Resultate zu erfreuen. Tabata kannst du sehr leicht in deinen Alltag einbauen. Deine Zeitinvestition in Training wird wesentlich geringer sein, als die wahrscheinlich später in Krankenhäusern verbrachte Zeit.

Nehme dir jetzt einige Minuten, um einen Trainingsplan für deine erste Schnupperwoche aufzuschreiben. Nehme dir Zeit, alle paar Tage ein Stück von deinem Alltag abzuschneiden und es für Tabata-Training zu nutzen. Lade dir eine App herunter und probiere sie aus.

Jetzt liegt es an dir, diese Form des Trainings auf deinen eigenen Prüfstand zu stellen oder altbekannte Übungen und Trainingsmuster mit dem Tabata-Protokoll aufzubrechen und aufzuwerten. Wenn du die aufgeführten Tipps und Tricks beherzigst und umsetzt, steht einer erfolgreichen, sportlichen Zukunft, ohne großen Zeitaufwand, nichts mehr im Weg.

Glossar

aerob = werden Prozesse des Stoffwechsels beschrieben, wo Energie durch Sauerstoff/ Atmung bereitgestellt wird. Beispiele für aerobe Übungen sind Laufen, Aerobic, Zumba und haben die Fettverbrennung als Ziel.

anaerob = werden Prozesse des Stoffwechsels beschrieben, welche kein Sauerstoff zur Bereitstellung von Energie gebrauchen. Anaerobe Übungen haben als Ziel den Muskelaufbau und bestehen aus Krafttraining wie Gewichte heben oder Intervalltraining.

Herzfrequenz (HF) = beschreibt die Anzahl der Herzschläge in einer bestimmten Zeitspanne, üblicherweise innerhalb einer Minute. Die maximale Herzfrequenz bezeichnet man die höchste Schwelle des Herzens unter physischer Belastung und variiert je nach Alter, Geschlecht und Fitness.

Herzleistung = ist das Blutvolumen, welches das Herz innerhalb einer Zeiteinheit durchpumpt und ist das Resultat von Herzfrequenz und Herzarbeit. Die Herzleistung wird in Watt gemessen.

RPE-Skala = steht für „ratings of perceived exertion" und beschreibt das subjektive Belastungsempfinden bei körperlicher Anstrengung. Die RPE-Skala ist eine

Tabelle, welche ein/e Sportler/in nach dem Training ausfüllt und die empfundene Belastung bewertet.

Stoffwechsel = die Gesamtheit chemischer Prozesse im Körper, wo sich Stoffe verwandeln und für bestimmte Zwecke eingesetzt werden. So werden beispielsweise Kohlenhydrate aus der Nahrung in Glukose verwandelt, welche als Treibstoff für Zellen und Gehirn benutzt wird.

VO2 max = ist die maximale Menge an Sauerstoff, die eine Person während hoher Körperbelastung aufnehmen kann. VO2 max ist direkt mit der aeroben Leistung verknüpft und spiegelt die Ausdauer und Leistung von Sportlern wieder.

Impressum

Text: Copyright © 2017

Alle Rechte vorbehalten.

Nachdruck oder Kopieren, auch auszugsweise, ist ohne Erlaubnis des Autors nicht gestattet.

Fotos: © Shutterstockphoto3/ www.shutterstock

margouillat photo/ www.shutterstock.com

g-stockstudio/ www.shutterstock.com

holbox/ www.shutterstock.com

Pressmaster/ www.shutterstock.com

Kurhan/ www.shutterstock.com

Billion Photos/ www.shutterstock.com

Olegganko/ www.shutterstock.com

Visual Generation/ www.shutterstock.com

Ekaterina Kondratova/ www.shutterstock.com

George Dolgikh/ www.shutterstock.com

Andrej Bondarchik/ www.shutterstock.com

Wichtiger Hinweis:

Die in diesem Buch enthaltenen Informationen dienen ausschließlich informativen Zwecken und dürfen unter keinen

Umständen als Ersatz für eine professionelle Beratung oder Behandlung durch ausgebildete und anerkannte Ärzte angesehen werden. Diese beinhalten keinerlei Empfehlungen bezüglich bestimmter Diagnose- oder Therapieverfahren. Die Inhalte dürfen niemals als eine Aufforderung zur Selbstbehandlung oder als Grundlage für Selbstdiagnosen und -medikation verstanden werden. Die Informationen spiegeln lediglich die Meinung des Autors wieder. Der Autor übernimmt für die Art oder Richtigkeit der Inhalte keine Garantie, weder ausdrücklich noch impliziert.

Sollten Inhalte des Buches gegen geltendes Recht verstoßen, dann bittet der Autor um umgehende Benachrichtigung. Die betreffenden Inhalte werden dann umgehend entfernt oder geändert.

Haftung für Links

Das Buch enthält Links zu externen Webseiten Dritter, auf deren Inhalte wir keinen Einfluss haben. Deshalb können wir für diese fremden Inhalte keine Gewähr übernehmen. Für die Inhalte der verlinkten Seiten ist stets der jeweilige Anbieter oder Betreiber der Seiten verantwortlich. Die verlinkten Seiten wurden zum Zeitpunkt der Verlinkung auf mögliche Rechtsverstöße überprüft. Rechtswidrige Inhalte waren zum Zeitpunkt der Verlinkung nicht erkennbar. Eine permanente inhaltliche Kontrolle der verlinkten Seiten ist jedoch ohne konkrete Anhaltspunkte einer Rechtsverletzung nicht zumutbar. Bei Bekanntwerden von Rechtsverletzungen werden wir derartige Links umgehend entfernen.

Printed in Poland
by Amazon Fulfillment
Poland Sp. z o.o., Wrocław